# PILATES MURAUX POUR LES SENIORS DE PLUS DE 60 ANS

Un guide illustré complet avec des exercices faciles à faible impact pour retrouver la forme physique, améliorer la force, la flexibilité et l'équilibre, perdre du poids rapidement.
(Pour la forme physique et la force des personnes âgées)

LUCAS BELZERG

# Table Des Matières

# Tonifier l'engagement du noyau avec des planches murales

# PRÉSENTATION DU PILATES MURAUX

## Améliorez votre bien-être et retrouvez votre vitalité grâce au Pilates mural

Se lancer dans un voyage vers la vitalité est un choix stimulant, surtout lorsque vous célébrez la vie au-delà de 60 ans.

Chaque année qui passe révèle la résilience, la sagesse et le courage qui caractérisent ceux qui ont parcouru ce voyage à travers différents paysages d'expériences.

Ce livre vous sert de guide et vous invite à explorer le monde rajeunissant du Wall Pilates, une savante combinaison de mouvements conscients conçus pour répondre aux changements subtils de votre corps qui accompagnent vos années d'or.

## Comprendre au-delà du corps après 60 ans

Il est important d'être conscient des changements subtils que subit le corps au fil des années.

Votre métabolisme change, votre masse musculaire change et vos articulations peuvent avoir besoin de plus de soins.

Les fluctuations hormonales et la diminution de l'activité physique peuvent contribuer à la prise de poids, problème courant chez de nombreuses personnes âgées.

Comprendre ces changements crée la base d'une approche de la condition physique qui non seulement respecte le processus de vieillissement, mais le soutient et le promeut activement.

Causes de la prise de poids chez les personnes âgées La prise de poids chez les personnes âgées est souvent due à une combinaison de plusieurs facteurs.

Un métabolisme lent, une perte de masse musculaire, des changements hormonaux et des changements de mode de vie peuvent en être la cause.

les maladies, les médicaments et une diminution naturelle de l'activité physique peuvent tous jouer un rôle.

Il est important de comprendre ces différents facteurs lorsqu'on travaille sur la gestion du poids.

# Comment le Pilates peut vous aider à perdre du poids

Dans le domaine du fitness, le Pilates s'est révélé être un allié innovant dans la quête d'une gestion saine du poids.

Grâce aux avantages bien connus de la flexibilité et de la force de base, le Pilates fait bouger tout votre corps, favorisant le développement musculaire et l'augmentation du métabolisme.

Les mouvements dynamiques du Pilates brûlent non seulement des calories pendant la séance, mais contribuent également à une combustion soutenue des calories après l'entraînement, un élément clé d'une perte de poids efficace.

**Ce dont vous avez besoin pour commencer** : Commencer ce voyage nécessite un équipement minimal, mais un engagement sérieux envers votre santé.

Un tapis confortable, des vêtements de soutien et, surtout, un esprit ouvert sont vos outils les plus importants.

Votre fidèle compagnon, le Mur apporte stabilité et soutien lors d'exercices exaltants adaptés spécifiquement aux seniors.

# L'ÂGE EST UN NUMÉRO, LE PLAISIR L'EST AUSSI

Au fil des années, le corps subit des changements subtils et il devient primordial d'adopter un programme de remise en forme qui non seulement honore ces changements, mais vous permet également de vous épanouir.

Wall Pilates Supportive Stability, c'est comme avoir un ami fidèle qui vous encourage. Le mur offre une stabilité, vous assurant de vous sentir aussi en sécurité que le portefeuille d'investissement d'un conseiller financier.

À mesure que nous vieillissons, nos articulations peuvent ressembler à une section de percussions dans une symphonie. Wall Pilates chorégraphie des mouvements doux pour ces articulations, vous garantissant ainsi des mouvements plus fluides qu'un diplomate dans une salle pleine de négociations délicates.

Ce n'est pas votre entraînement typique ; c'est une expérience sur mesure pour les connaisseurs de la vie. Wall Pilates comprend les changements nuancés de votre corps et vous traite comme le vin millésimé que vous êtes.

Le Pilates ne fait pas que travailler vos muscles ;
cela fait également travailler votre sens de l'humour.
Imaginez ceci : faire des abdominaux avec le mur
comme témoin, votre rire résonnant dans la pièce.
C'est à la fois exercice et divertissement !

On dit que l'âge n'est qu'un chiffre ; nous disons
que c'est votre principale force. Wall Pilates se
concentre sur la construction d'une centrale
électrique qui ferait pâlir d'envie tout jeune
passionné de gym.

Il ne s'agit pas seulement du corps ; c'est aussi une
question d'esprit. Wall Pilates crée un mélange
harmonieux, tel un maestro dirigeant une
symphonie. C'est le Mozart des entraînements pour
les aficionados chevronnés. Le mur est votre
confident de remise en forme, vous soutenant à
chaque mouvement. C'est le compagnon de fitness
dont vous n'auriez jamais pensé avoir besoin, là
pour vous comme un GPS fiable dans le monde de
l'exercice.

Alors pourquoi le Wall Pilates ? Parce qu'il ne
s'agit pas seulement de transpirer ; il s'agit de
sourire pendant que vous le faites.

## Les avantages compétents et les charmes joyeux du Pilates

## pour les adultes en pleine maturité

Wall Pilates ne consiste pas seulement à sculpter les abdominaux ; il s'agit de cultiver une confiance fondamentale. Considérez-le comme l'antidote à la crise de la quarantaine : aucun cabriolet n'est nécessaire. C'est le maestro de la flexibilité, vous assurant d'être plus souple qu'un chat dans un rayon de soleil. Dites adieu à la raideur, dites bonjour aux mouvements qui feraient acquiescer un professeur de yoga en signe d'approbation.

Besoin d'ouvrir ce pot de cornichons tenace ? Le Pilates vous soutient littéralement. C'est la sauce secrète qui transforme les tâches quotidiennes en exploits héroïques, sans la cape (mais n'hésitez pas à en porter une si cela ajoute du style).

Wall Pilates est votre coach de posture personnel. Vous serez plus grand qu'une garde royale sans le stoïcisme. Qui a dit que vous ne pouviez pas conquérir le monde avec une posture impeccable et un scintillement dans les yeux ? Wall Pilates est la solution avant-gardiste pour équilibrer les problèmes.

Atteindre le Zen ne nécessite pas de brûler de l'encens ; cela nécessite du Pilates. C'est l'art de l'harmonie corps-esprit qui vous permet de vous

sentir centré, sans avoir besoin d'un gourou au
sommet d'une montagne. C'est le WD-40 pour vos
articulations, pas de sons effrayants ici.
Déplacez-vous avec la grâce d'une ballerine, pas
avec la maladresse d'une porte hantée.

Essentiellement, le Pilates pour adultes vieillissants
est le pass VIP vers la fontaine de jouvence, où
vous vieillirez comme un bon vin avec force et
flexibilité. Alors pourquoi le Pilates ? Parce que le
rire et la vitalité sont les accessoires les plus
tendances que l'on puisse porter à tout âge.

# PRINCIPES DU PILATES MURAL

## Un direct compétent vers les fondations sans âge

Le Pilates, discipline née de l'esprit visionnaire de Joseph Pilates, est une symphonie de mouvements contrôlés, de respiration consciente et de méthodologie précise. Les principes qui en constituent le fondement ne sont pas de simples lignes directrices ; ce sont les pierres angulaires intemporelles pour libérer tout le potentiel de ce programme de remise en forme transformateur.

Au cœur du Pilates se trouve le concept consistant à centrer un centre d'arrimage sur le centre du corps, connu sous le nom de centrale électrique. Seniors, partez pour votre voyage Pilates en sachant que la qualité rayonne du centre, créant un établissement stable pour chaque mouvement.

La précision est fondamentale dans le Pilates, des développements contrôlés, exécutés avec habileté, non pas pour maximiser l'adéquation mais pour atténuer le risque de tension ou de blessure. Pour les seniors, cette règle garantit un mouvement sûr et mesuré, cultivant la qualité sans stress inutile. Chaque développement du Pilates est un art, un coup de pinceau minutieux qui contribue à la réussite de votre bien-être. Abordez chaque entraînement avec le souci du détail, en savourant le raffinement qui vient avec exactitude.

**Respiration** : La respiration est le chef d'orchestre silencieux de l'orchestre Pilates. Les seniors exploitent le pouvoir de la respiration consciente pour améliorer le flux d'oxygène, solliciter efficacement les muscles et cultiver un sentiment de calme. Il ne s'agit pas seulement de déménager ; il s'agit de bouger avec un but.

En Pilates, les mouvements sont aussi essentiels que les développements eux-mêmes. Vous saisissez le flux constant d'un entraînement à l'autre. Cette douceur améliore non pas l'entraînement, mais améliore également la beauté et l'ajustement de vos mouvements réguliers.

Wall Pilates demande une association corps-esprit, un engagement centré qui s'élève au-dessus de la physicalité insignifiante. Savourez le défi mental, tandis que la concentration affine votre pleine conscience, cultivant un sentiment accru de contrôle et d'autorité.

# ADAPTER LE PILATES AUX SENIORS

## Une approche personnalisée du bien-être intemporel

La beauté du Pilates réside dans son adaptabilité, une qualité qui garantit son accessibilité aux individus de tout âge et de tout niveau de forme physique. Lorsque nous personnalisons le Pilates pour les seniors, nous accordons la priorité aux considérations suivantes :

**Changements individuels** : Parce que chacun est unique, le Pilates senior inclut des modifications individuelles. Les adaptations répondent aux capacités individuelles et garantissent une expérience à la fois confortable et stimulante.

**Ordre progressif** : les seniors entament un voyage de progrès progressif. Les routines Pilates sont conçues pour progresser en complexité, permettant un développement régulier et sûr de la force, de la flexibilité et de la forme physique globale.

**Accent sur la sécurité** : La priorité de la sécurité n'est pas négociable. Les seniors peuvent pratiquer le Pilates en toute confiance, sachant que les exercices sont conçus pour la santé des articulations, l'équilibre et les aspects uniques qui viennent avec l'âge.

**Équipement de soutien** : L'intégration d'équipements de soutien tels que des tapis, des traversins et un mur toujours fiable garantit que les personnes âgées peuvent profiter des avantages du Pilates avec une stabilité et une assistance supplémentaires en cas de besoin.

**Suivre les progrès conscients** : les personnes âgées sont encouragées à entreprendre le voyage, en comprenant que le progrès est une expérience personnelle et continue. Le suivi consciencieux des réalisations individuelles favorise un environnement positif et responsabilisant. Fondamentalement, les principes du Pilates et son adaptation aux personnes âgées incarnent un engagement pour un bien-être intemporel. Avec une attention particulière aux principes fondamentaux et une approche personnalisée, le Pilates n'est pas seulement une routine d'exercices, mais un compagnon à vie sur le chemin vers une santé et une vitalité éclatantes.

# Aménager votre espace Pilates

Créer un espace Pilates optimal est fondamental pour libérer tout le potentiel de votre entraînement. Que vous soyez un passionné chevronné ou un nouveau venu dans la discipline, l'environnement dans lequel vous pratiquez le Pilates joue un rôle central dans la qualité et la sécurité de votre pratique.

**Choisir le bon mur** : une base de soutien solide. Lors du choix du mur pour votre pratique de Pilates, tenez compte de sa stabilité et de sa proximité. Optez pour une surface plane et solide qui offre un soutien suffisant pendant les exercices. Un mur avec suffisamment d'espace permet une gamme de mouvements et vous garantit un ancrage fiable pour la stabilité lors de divers exercices.

**Équipement essentiel** : Outils de précision et de progression.
Bien que le Pilates soit réputé pour sa simplicité, l'intégration de quelques outils essentiels peut améliorer votre pratique. Un tapis de haute qualité offre confort et traction, facilitant les exercices au sol. Les bandes de résistance, les ballons de stabilité et les petits accessoires peuvent ajouter de la variété et de l'intensité à votre routine, favorisant ainsi l'engagement et la progression musculaire.

**Créer un environnement sûr** : Paramount pour une performance optimale La sécurité est la pierre angulaire d'une pratique efficace du Pilates. Assurez-vous que votre espace d'exercice est exempt d'obstacles, avec une ventilation et un éclairage suffisants. Vérifiez que le sol est antidérapant, surtout si vous pratiquez pieds nus. Gardez tout l'équipement en bon état et si vous utilisez un mur comme support, assurez-vous qu'il est propre et exempt de dangers potentiels.

## Considérations clés pour un environnement Pilates sûr

Espace suffisant pour se déplacer sans obstruction
Une ventilation et un éclairage adéquats pour le confort et la concentration
Un sol antidérapant pour éviter les accidents
Entretien et inspection réguliers des équipements
Un environnement sans encombrement pour favoriser un esprit clair et concentré

## Personnalisation pour des performances optimales :

Personnalisez votre espace Pilates en fonction de vos préférences personnelles. Tenez compte d'éléments tels que l'éclairage ambiant, les couleurs apaisantes et les signaux de motivation pour améliorer votre expérience d'entraînement. Un espace Pilates désigné, aussi petit soit-il, sert de refuge dédié au mouvement conscient et au développement personnel.

La façon dont vous aménagez votre espace Pilates est un investissement dans votre bien-être. En choisissant judicieusement votre mur, en incorporant des équipements essentiels et en donnant la priorité à la sécurité, vous ne créez pas seulement un espace pour faire de l'exercice ; vous vous taillez un sanctuaire pour la croissance personnelle et la vitalité physique. Adoptez le processus et laissez votre espace Pilates devenir le reflet de votre engagement envers un mode de vie plus sain et plus équilibré.

# Chapitre deux

## ÉCHAUFFEMENT ET ÉTIREMENT DOUX

Dans Wall Pilates, l'essence d'une pratique réussie réside dans l'adoption astucieuse d'un échauffement ciblé et d'une routine d'étirements doux. Ce chapitre dévoile les subtilités de ce duo fondateur, en soulignant l'importance d'un prélude conscient pour optimiser votre parcours Pilates.

## L'importance de l'échauffement

Commencez par explorer le rôle central joué par un échauffement efficace. Comprenez comment cette phase initiale élève la température centrale, favorise la circulation sanguine et prépare vos muscles à l'engagement rythmique à venir. Plongez dans l'aspect pratique de la prévention des blessures tout en favorisant une transition en douceur vers le cœur du Pilates.

# Exercices de mobilité articulaire

La mobilité articulaire occupe une place centrale, découvrant la simplicité et la puissance des rotations contrôlées et des mouvements ciblés, conçus pour réveiller et activer les articulations essentielles. Chaque exercice agit comme un précurseur, préparant votre corps à la fluidité et à la précision inhérentes à l'expérience Pilates.

## S'étirer pour plus de flexibilité

Plongez-vous dans l'art doux des étirements. Explorez des étirements dynamiques adaptés aux principaux groupes musculaires, apportant une sensation d'allongement et de souplesse. Soyez témoin du déploiement progressif du corps, ouvrant la voie à la grâce et aux mouvements contrôlés qui définissent la pratique du Pilates.

Ce chapitre boucle la boucle dans l'intégration concordante de l'échauffement et de l'extension délicate, façonnant la substance exceptionnelle du confort. Saisissez la relation avantageuse entre le corps et l'esprit, où chaque étendue peut être un préambule, et chaque échauffement donne vie aux mouvements Pilates qui en découlent.

Considérez l'échauffement et l'étirement non pas
comme des horaires insignifiants mais comme des
gardiens de la tranquillité du Pilates. Préparez-vous
à vous lancer dans un voyage où la simplicité
rencontre l'exactitude, et chaque niveau vous
introduit dans un domaine de mouvements prudents
et liquides, jetant les bases d'une rencontre Pilates
satisfaisante.

# Échauffement doux pour le Pilates mural

**Inclinaison et rotation du cou** : pliez et faites pivoter doucement le cou pour augmenter la flexibilité et relâcher les tensions. Cet exercice ouvre la voie à des mouvements fluides et à un entraînement conscient du cou pendant le Wall Pilates.

**Cercles de poignet** : faites pivoter vos poignets dans les deux sens pour augmenter la mobilité et améliorer la circulation sanguine vers vos mains. Cet entraînement de base garantit que vos poignets sont prêts pour les aspects lourds du Wall Pilates.

# Chapitre trois

# Exercices d'activation du bas du corps

**Squats muraux**

Tenez-vous dos contre un mur plat, en vous assurant que vos pieds sont écartés à la largeur des hanches. Placez vos pieds de manière à ce qu'ils soient à environ 1 à 2 pieds du mur.

Faites glisser lentement votre corps le long du mur en pliant les genoux, comme si vous vous asseyiez sur une chaise imaginaire.

Gardez votre dos contre le mur et assurez-vous que vos genoux sont directement au-dessus de vos chevilles.

Abaissez-vous jusqu'à ce que vos cuisses soient parallèles au sol ou aussi confortablement que possible.

Maintenez la position brièvement en engageant vos quadriceps et vos fessiers.

Assurez-vous que vos genoux sont alignés avec vos chevilles pour éviter un stress excessif.

Gardez le dos à plat contre le mur tout au long du mouvement.

Engagez vos muscles centraux pour améliorer la stabilité.

Commencez par un squat peu profond et augmentez progressivement la profondeur à mesure que votre force et votre flexibilité s'améliorent.

### Balançoires des jambes

Tenez-vous à côté d'un support solide tel qu'un mur ou une balustrade, en plaçant une main dessus pour garder l'équilibre.
Gardez votre posture droite, les pieds écartés à la largeur des hanches.

### Balançoires des jambes avant

Balancez une jambe vers l'avant et vers l'arrière de manière contrôlée.
Maintenez une jambe droite et engagez votre tronc pour contrôler le mouvement.
Effectuez le nombre souhaité de swings avec une jambe avant de changer.

### Balançoires latérales des jambes

Tenez-vous face à votre appui, balancez une jambe sur le côté, croisez-la devant votre corps puis sur le côté.
Gardez le mouvement contrôlé et mettez l'accent sur l'amplitude naturelle des mouvements.
Effectuez le nombre souhaité de swings avec une jambe avant de changer.

### Étirement dynamique

Gardez votre jambe d'appui légèrement pliée pour
une meilleure stabilité.
Contrôlez le mouvement de balancement pour éviter
de trop étendre ou de forcer vos muscles.
Commencez par des mouvements plus petits et
augmentez progressivement l'amplitude des
mouvements à mesure que vos muscles
s'échauffent.
Engagez vos muscles centraux pour une meilleure
stabilité et un meilleur équilibre.

**Soulèvement des mollets**
Tenez-vous debout, les pieds écartés à la largeur des
hanches, assurant une position stable et équilibrée.
Placez vos mains sur vos hanches ou laissez-les
pendre naturellement à vos côtés.

**Montez sur les orteils**
Soulevez vos talons du sol en poussant sur la pointe
de vos pieds.
Engagez les muscles de vos mollets lorsque vous
montez.

**Maintenir la position maximale**
Atteignez le point le plus élevé du mouvement en
maintenant l'équilibre sur la pointe des pieds.
Serrez les muscles de vos mollets en haut pendant
une brève pause.

### Abaisser avec contrôle

Abaissez progressivement vos talons jusqu'à la position de départ de manière contrôlée.

Laissez vos talons descendre sous le niveau de vos orteils pour un étirement complet.

### Force du mollet

Les mollets soulèvent les muscles gastrocnémien et soléaire, renforçant ainsi les mollets.

**Stabilité de la cheville** : Cet exercice améliore la stabilité de la cheville, cruciale pour l'équilibre et le mouvement fonctionnel.

**Endurance musculaire** : Effectuer régulièrement des levées de mollets contribue à augmenter l'endurance musculaire du bas des jambes.

Maintenez une ligne droite de la tête aux talons tout au long de l'exercice.

Gardez votre cœur engagé pour stabiliser votre corps.

Effectuez des levées de mollets sur une surface plane et uniforme pour garantir une bonne forme.

Augmentez progressivement le nombre de répétitions et de séries à mesure que la force de vos mollets s'améliore.

### Élévations de mollets sur une jambe

Effectuez l'exercice sur une jambe à la fois pour augmenter le défi et remédier à tout déséquilibre musculaire.

**Surfaces surélevées des mollets**

Placez la pointe de vos pieds sur une surface surélevée (comme une marche) pour un étirement plus profond et une amplitude de mouvement accrue.

# Chapitre quatre

# Exercices de Pilates muraux centrés sur le corps pour les personnes âgées de plus de 60 ans

Passons maintenant à une série d'exercices Wall Pilates ciblés, soigneusement sélectionnés pour améliorer la stabilité, la force et le bien-être général des personnes âgées de plus de 60 ans.

## Planches murales

Commencez en position de planche face au mur.
Tenez la planche pendant 30 secondes à 1 minute.
Engagez votre cœur, gardez une ligne droite de la tête aux talons.

## Torsions du torse

Tenez-vous debout, les pieds écartés à la largeur des épaules.
Tournez votre torse d'un côté, puis de l'autre.
Effectuez pendant 1 à 2 minutes en alternant les côtés.

## Inclinaisons pelviennes

Tenez-vous dos au mur.
Inclinez votre bassin vers l'avant et vers l'arrière.

Effectuez 15 à 20 inclinaisons dans chaque
direction.

## Cercles de bras

Tenez-vous debout, les bras tendus sur les côtés.
Faites de petits cercles avec vos bras.
Effectuez pendant 1 à 2 minutes, puis inversez la
direction.

## Fenêtre à bras

Placez vos mains sur le mur à hauteur d'épaule.
Créez une « fenêtre » en déplaçant vos bras de haut
en bas.
Répétez pendant 2 minutes.

## Assis à l'opposé de la portée des orteils

Asseyez-vous sur le sol avec les jambes étendues
contre le mur.
Atteignez un orteil à la fois, en alternant les côtés.
Effectuez 10 à 12 coups de chaque côté.

## Roulement d'épaule

Tenez-vous droit et roulez vos épaules vers l'arrière.
Répétez pendant 1 minute, puis inversez la
direction.

## Doigts entrelacés

Entrelacez vos doigts et étendez vos bras vers
l'avant.

Soulevez vos bras au-dessus de votre tête pour ressentir un étirement.
Tenez pendant 30 secondes à 1 minute.

**Faites une torsion**
Tenez-vous debout, les pieds écartés à la largeur des hanches.
Tournez le haut de votre corps d'un côté, en amenant votre coude opposé vers le mur.
Maintenez la position pendant 15 à 30 secondes, puis changez de côté.

**Étirement des mollets**
Tenez-vous face au mur, placez un pied en avant et un pied en arrière.
Pliez le genou avant tout en gardant la jambe arrière droite.
Tenez pendant 30 secondes sur chaque jambe.

**Mur roulé vers le bas**
Tenez-vous dos au mur.
Roulez lentement le long de votre colonne vertébrale, en atteignant vos orteils.
Reculez en engageant votre cœur. Répétez pendant 1 à 2 minutes.

**Étirement de la poitrine au mur**
Tenez-vous devant une porte avec un bras contre le cadre.

Tournez votre corps pour ressentir un étirement
dans votre poitrine.
Tenez pendant 30 secondes de chaque côté.

**Squats muraux pour la force des jambes**
Tenez-vous dos au mur et abaissez-vous en position
accroupie.
Maintenez la position accroupie pendant 30
secondes à 1 minute.

**Pompes murales pour tonifier le haut du corps**
Faites face au mur et placez vos mains dessus à
hauteur d'épaule.
Effectuez des pompes pendant 1 à 2 minutes, en
gardant une bonne forme.

**Engagement de base avec les planches murales**
Semblable aux planches ordinaires mais face au
mur.
Tenez pendant 30 secondes à 1 minute
Engager vos muscles centraux.

# Chapitre cinq

## ÉQUILIBRE ET STABILITÉ

Améliorer l'équilibre et la stabilité est une pierre angulaire pour les seniors qui pratiquent le Wall Pilates. Ces exercices sont méticuleusement conçus pour renforcer vos fondations, promouvoir la sécurité et inspirer confiance dans la capacité de votre corps à bouger avec grâce et contrôle.

## IMPORTANCE DE L'ÉQUILIBRE POUR LES SENIORS

Alors que les individus traversent avec élégance les années d'or, l'importance de l'équilibre occupe une place centrale dans le domaine du bien-être des personnes âgées. Au-delà de son rôle apparent dans la prévention des glissades et des chutes, l'équilibre joue un rôle central et multiforme dans le maintien d'une qualité de vie élevée. De la santé physique au bien-être mental, l'accent mis sur la culture et la préservation de l'équilibre devient primordial pour les personnes âgées.

**Prévention des chutes**

L'équilibre est incontestablement un élément clé de
la prévention des chutes, un aspect qui préoccupe au
plus haut point les personnes âgées.
Un solide sens de l'équilibre agit comme un
bouclier protecteur, réduisant le risque d'accidents
pouvant entraîner des blessures et des
complications.

### Mobilité améliorée
L'équilibre est l'architecte silencieux de la mobilité,
influençant la capacité de se déplacer avec aisance
et confiance.
Un sens de l'équilibre bien entretenu contribue à la
fluidité des mouvements, facilitant l'autonomie et
un mode de vie actif des seniors.

### Coordination musculaire et force
L'équilibre est intimement lié à la coordination
musculaire et à la force, éléments fondamentaux du
maintien de la santé physique globale.
En s'engageant dans des activités qui favorisent
l'équilibre, les personnes âgées renforcent les
groupes musculaires essentiels à la stabilité, créant
ainsi une base solide pour les activités quotidiennes.

### Santé cognitive
L'interdépendance de l'équilibre et de la fonction
cognitive est une dimension fascinante souvent
négligée.

Les activités qui remettent en question l'équilibre
stimulent les processus cognitifs, favorisant l'acuité
mentale et atténuant potentiellement le risque de
déclin cognitif.

Confiance et bien-être émotionnel
L'équilibre n'est pas uniquement un attribut
physique ; il étend son influence dans le domaine du
bien-être émotionnel.
Les personnes âgées ayant un fort sens de
l'équilibre respirent souvent confiance, ce qui
conduit à un état d'esprit positif et à une meilleure
qualité de vie globale.

**Posture et santé de la colonne vertébrale**
L'équilibre est intimement lié au maintien d'une
bonne posture et à la santé de la colonne vertébrale.
Un corps bien aligné et équilibré réduit la pression
exercée sur la colonne vertébrale, contribuant ainsi
à la longévité et à la santé de la colonne vertébrale
des personnes âgées.

**Indépendance fonctionnelle**
Atteindre et maintenir l'équilibre est synonyme de
préservation de l'indépendance fonctionnelle.
Les seniors dotés d'un équilibre bien aiguisé sont
mieux équipés pour effectuer les tâches
quotidiennes de manière autonome, préservant ainsi
un sentiment d'autosuffisance.

L'importance de l'équilibre pour les personnes âgées transcende le domaine physique et s'intègre dans le tissu du bien-être holistique. Une approche globale de la santé au cours des dernières années reconnaît l'équilibre comme une pierre angulaire, favorisant la résilience, la confiance et la vitalité. Les professionnels travaillant avec les personnes âgées reconnaissent l'impact multidimensionnel de l'équilibre et préconisent des interventions sur mesure qui permettent aux individus de mener une vie épanouissante et indépendante.

# Exercices de Pilates muraux faciles et efficaces pour l'équilibre et la stabilité

**Marche sur le mur**

Tenez-vous dos au mur.

Soulevez un genou vers votre poitrine, puis abaissez-le.

Alternez les jambes, créant un mouvement de marche contre le mur.

Engagez votre cœur et maintenez une posture droite.

**Le talon se soulève avec un support mural**

Placez-vous face au mur, les mains légèrement posées dessus.

Soulevez les deux talons du sol, en vous levant sur la pointe de vos pieds.

Maintenez la position relevée pendant un moment, puis abaissez vos talons.

Cet exercice cible les mollets et renforce les chevilles.

**Support mural à un pied**

Faites face au mur et placez vos mains dessus pour vous soutenir.

Soulevez une jambe du sol en ramenant votre genou vers votre poitrine.

Maintenez la position quelques secondes, puis
baissez la jambe.
Répéter sur l'autre jambe.

**Tarauds pour les orteils**
Asseyez-vous sur le sol, dos contre le mur.
Soulevez vos pieds du sol en gardant les genoux
pliés.
Tapez vos orteils contre le mur, en alternant entre
les jambes.
Engagez vos muscles abdominaux tout au long de
l'exercice .

**Élévateurs de jambes latéraux avec support
mural**
Tenez-vous latéralement au mur avec une main
posée dessus.
Soulevez la jambe extérieure sur le côté, en la
gardant droite.
Abaissez la jambe sans la laisser toucher le sol.
Répétez de l'autre côté.

**Marche murale du talon aux orteils**
Commencez en position de planche, les pieds contre
le mur.
Marchez vos mains vers le mur, en amenant votre
corps en forme de V inversé.

Concentrez-vous sur le rapprochement de vos talons vers le sol pour ressentir un étirement dans vos mollets .

**Flexion et extension du genou**
Asseyez-vous sur le sol, les jambes étendues contre le mur.
Pliez vos genoux en les ramenant vers votre poitrine.
Étendez vos jambes jusqu'à la position de départ.
Cet exercice sollicite les fléchisseurs de la hanche et les quadriceps.

# Exercices de mobilité des hanches

## Cercles de hanche
Tenez-vous debout avec vos mains sur le mur pour vous soutenir.
Faites pivoter vos hanches dans un mouvement circulaire, dans le sens des aiguilles d'une montre et dans le sens inverse.
Ce mouvement améliore la mobilité et la flexibilité de la hanche.

## Étirement des muscles fléchisseurs de la hanche
Agenouillez-vous sur un genou avec l'autre pied contre le mur.
Déplacez votre poids vers l'avant, en ressentant un étirement dans le fléchisseur de la hanche de la jambe agenouillée.
Maintenez l'étirement et changez de côté.

# Ouvre-hanches pour plus de flexibilité

## Étirement du papillon assis
Asseyez-vous dos au mur, la plante des pieds jointe.
Appuyez doucement les genoux vers le sol.
Objectif : Ouvre les hanches et l'intérieur des cuisses, favorisant la flexibilité et atténuant les tensions.

**Ouvre-hanche mural**

Allongez-vous sur le dos, les jambes étendues contre le mur.

Ouvrez vos jambes en forme de V large, permettant à la gravité de faciliter l'étirement.

Ressentez l'étirement à l'intérieur des cuisses et des hanches.

# Abduction de la hanche levée de la jambe

## Levées de jambes assises

Tenez-vous latéralement au mur avec une main posée dessus.

Soulevez la jambe extérieure sur le côté, en la gardant droite.

Abaissez la jambe sans la laisser toucher le sol.

Répétez de l'autre côté

## Abduction de la hanche debout

Tenez-vous debout avec les mains sur le mur.

Soulevez une jambe sur le côté, en engageant les muscles externes de la hanche.

Objectif : Cible les abducteurs de la hanche, favorisant la stabilité et l'équilibre.

## Planche murale avec levage de jambe

Adoptez une position de planche murale avec les mains sur le mur.

Soulevez une jambe du sol en la tenant brièvement.

Objectif : Intensifie l'engagement de base et remet en question la stabilité dans une position de planche soutenue.

Effectuez ces exercices dans une amplitude de mouvement sans douleur, en respectant les limites de votre corps.

Incorporez des étirements doux et des mouvements contrôlés pour améliorer progressivement la mobilité des hanches.

Participez régulièrement à ces exercices pour promouvoir la santé des articulations et le bien-être général.

# Chapitre six

## Exercices de Pilates mural pour améliorer le corps et la mobilité

**Mur roulé vers le bas**
Tenez-vous dos au mur, les pieds écartés à la largeur des hanches.
Roulez lentement le long de votre colonne vertébrale, en articulant chaque vertèbre, jusqu'à ce que vos mains touchent le sol.
Remontez vos mains le long du mur pour revenir à la position de départ.
Répétez l'opération pour plusieurs répétitions.

**Squats muraux**
 Tenez-vous dos au mur et les pieds écartés à la largeur des hanches.
Abaissez-vous en position accroupie, en faisant glisser votre dos le long du mur.
Assurez-vous que vos genoux sont directement au-dessus de vos chevilles.
Maintenez la position accroupie pendant 10 à 20 secondes, puis remontez-la.

**Pont mural**

Allongez-vous sur le dos, les pieds contre le mur et les genoux pliés.

Appuyez sur vos pieds pour soulever vos hanches vers le plafond.

Tenez un instant en haut, en engageant vos fessiers et votre tronc.

Abaissez vos hanches et répétez.

**Planche murale**

Placez vos mains sur le mur à hauteur d'épaule, bras tendus.

Reculez vos pieds jusqu'à ce que votre corps soit en ligne droite.

Tenez une position de planche avec votre cœur engagé.

Tenez pendant 20 à 30 secondes, en augmentant progressivement la durée .

**Élévateurs de jambes murales**

Allongez-vous sur le côté, le dos contre le mur.

Soulevez la jambe supérieure vers le plafond, en la gardant droite.

Abaissez-le sans le laisser toucher la jambe inférieure.

Répétez l'opération pendant plusieurs répétitions et changez de côté.

**Rotation du mur**

Asseyez-vous sur le sol, le côté contre le mur.

Allongez-vous et faites pivoter votre torse en
ramenant vos jambes contre le mur.
Atteignez vos bras sur le côté et maintenez-les pour
une légère torsion de la colonne vertébrale.
Changez de côté et répétez.

**Pieds de ciseaux muraux**
Allongez-vous sur le dos, les jambes contre le mur.
Soulevez une jambe vers le plafond, puis changez
de jambe dans un mouvement de type ciseaux.
Gardez le bas du dos appuyé contre le sol.

**Ouvre-coffre mural**
Tenez-vous face au mur, les bras tendus à hauteur
d'épaule.
Appuyez vos paumes contre le mur et ouvrez votre
poitrine en étirant vos muscles pectoraux.

**Robinet d'épaule mural**

Commencez en position de planche, les pieds contre le mur et les mains sur le sol.

Tout en maintenant une position de planche solide, soulevez une main du sol et tapotez l'épaule opposée.

Remettez la main dans la position de départ et répétez de l'autre côté.

Continuez à alterner les tapes sur les épaules.

**Endurance assise au mur**

Tenez-vous dos au mur et abaissez votre corps en position assise, comme si vous étiez assis sur une chaise imaginaire.

Assurez-vous que vos genoux sont pliés à un angle de 90 degrés.

Maintenez cette position assise au mur pendant une période prolongée, en augmentant progressivement la durée à mesure que votre endurance s'améliore.

**Anges muraux**

Allongez-vous sur le dos, toute votre colonne vertébrale contre le mur, les bras tendus au-dessus de votre tête.

Faites glisser lentement vos bras le long du mur, en maintenant le contact avec le mur.

Formez une forme d'ange dans les neiges avec vos bras, puis revenez à la position de départ.

Cet exercice contribue à améliorer la mobilité des épaules.


**Mur Abs Roll-Down**
Tenez-vous dos au mur, les pieds écartés à la largeur des hanches.
Roulez lentement le long de votre colonne vertébrale, en vous appuyant contre le mur.
Engagez votre cœur et revenez à la position de départ
Cet exercice cible les muscles abdominaux et contribue à améliorer la force de base.


**Bouche d'incendie murale**
Placez-vous à quatre pattes avec vos mains sur le mur à hauteur d'épaule.
Soulevez un genou sur le côté, comme un chien qui lève sa jambe.
Gardez le dos droit et le tronc engagé.
Abaissez la jambe et répétez de l'autre côté.


**Ascenseur de jambe de planche murale**
Adoptez une position de planche avec vos pieds contre le mur.
Soulevez une jambe du sol en la gardant droite et alignée avec votre corps.
Abaissez la jambe sans la laisser toucher le sol.
Répéter sur l'autre jambe.

Ces exercices peuvent être combinés pour créer une routine d'entraînement complète basée sur le mur. Assurez-vous d'être en forme et commencez par un nombre gérable de répétitions, en progressant progressivement à mesure que votre force et votre endurance s'améliorent. Si vous avez des problèmes ou des problèmes de santé, il est conseillé de consulter un professionnel du fitness ou un prestataire de soins de santé avant d'essayer de nouveaux exercices.

# Exercices de mobilité vertébrale

Les exercices de mobilité vertébrale sont importants pour maintenir une colonne vertébrale saine et flexible. Voici quelques exercices pour améliorer la mobilité de la colonne vertébrale :

### Étirement chat-vache

Commencez à quatre pattes en position de table.
Inspirez en cambreant le dos, en laissant tomber votre ventre vers le sol (vache).
Expirez en contournant votre colonne vertébrale, en rentrant votre menton contre votre poitrine (Chat).
Répétez le flux entre le chat et la vache plusieurs fois.

### Rotation des poses de l'enfant

Commencez en position à genoux, les gros orteils se touchant et les genoux écartés.
Étendez vos bras devant vous, en abaissant votre poitrine vers le sol dans la pose de l'enfant.
Faites pivoter un bras sous l'autre, en le faisant passer et ressentez l'étirement dans le haut du dos.
Maintenez l'étirement, puis changez de côté.

### Courbure avant assise

Asseyez-vous sur le sol, les jambes étendues devant vous.

Penchez-vous au niveau de vos hanches et tendez la main vers l'avant en essayant de toucher vos orteils. Gardez votre colonne vertébrale droite et évitez d'arrondir excessivement votre dos.

## Enfiler l'aiguille

Commencez à quatre pattes en position de table. Faites glisser un bras sous le bras opposé, en abaissant votre épaule et votre joue vers le sol. Maintenez l'étirement, puis changez de côté.

## Pose du Sphinx

Allongez-vous sur le ventre avec vos coudes directement sous vos épaules. Soulevez le haut de votre corps du sol en cambrant doucement le dos. Gardez votre bassin au sol et engagez les muscles de votre dos.

## Fente torsadée

Commencez en position de fente avec votre pied droit en avant. Placez votre coude gauche à l'extérieur de votre genou droit et tournez-le vers la droite. Sentez l'étirement le long de votre colonne vertébrale et maintenez-le, puis changez de côté.

## Torsion vertébrale en décubitus dorsal

Allongez-vous sur le dos, les genoux pliés.

Laissez tomber les deux genoux d'un côté tout en gardant les épaules au sol.
Maintenez l'étirement, puis passez de l'autre côté.

### Courbure latérale debout
Tenez-vous debout, les pieds écartés à la largeur des hanches.
Levez un bras au-dessus de votre tête et penchez-vous sur le côté, créant un léger étirement le long de votre colonne vertébrale.
Répétez de l'autre côté.

### Rouler comme une balle
Asseyez-vous sur le sol, en équilibre sur votre coccyx et tenez vos genoux contre votre poitrine.
Roulez vers l'arrière, puis vers l'avant, en conservant une colonne vertébrale arrondie.

### Chat-Vache segmentaire
Commencez à quatre pattes.
Articulez lentement votre colonne vertébrale, en déplaçant une vertèbre à la fois du chat à la vache et vice versa.

Effectuez ces exercices régulièrement pour améliorer la mobilité et la flexibilité de votre colonne vertébrale. Si vous avez des problèmes de dos ou des problèmes de santé, il est conseillé de consulter un professionnel de la santé ou un expert en conditionnement physique qualifié avant de commencer une nouvelle routine d'exercice.

# Chapitre sept

## Cultiver la connexion corps-esprit dans la pratique du Pilates

Dans la recherche du bien-être holistique, l'intégration de l'esprit et du corps est primordiale. Cette synergie est particulièrement soulignée dans la pratique du Pilates, où les techniques de pleine conscience jouent un rôle central pour atteindre une santé physique et mentale optimale. Cette présentation explore le lien profond entre l'esprit et le corps, se penche sur les techniques de respiration consciente pour la relaxation et la réduction du stress, et examine l'intégration transparente de la méditation dans les routines Pilates.

# Techniques de respiration consciente

### La respiration comme catalyseur
La respiration est le pont entre les aspects conscients et inconscients de l'esprit. L'intégration d'une respiration consciente améliore la conscience du corps, améliore l'oxygénation et favorise la relaxation.

## Techniques

### Respiration diaphragmatique
Se concentrer sur des respirations abdominales profondes pour engager le diaphragme.
### Respiration rythmée
Faire correspondre la respiration au mouvement pour des exercices synchronisés et contrôlés.
Respiration en boîte
Inspirez, retenez, expirez et faites des pauses selon un schéma rythmique pour réduire le stress.

## Relaxation et réduction du stress grâce au Pilates

### Le stress dans la vie moderne
Reconnaître l'impact omniprésent du stress sur la santé physique et mentale.

Le Pilates comme moyen de lutter contre le stress
par le mouvement intentionnel et la pleine
conscience.

**Intégrer la pleine conscience**
Le mouvement conscient dans le Pilates comme
voie de réduction du stress.
Pratiquer la conscience du moment présent pour
soulager les tensions et améliorer la relaxation.

La fusion de l'esprit et du corps dans le Pilates crée
un voyage transformateur vers une santé holistique.
En incorporant des techniques de respiration
consciente, en favorisant la relaxation et en
intégrant harmonieusement la méditation à la
pratique du Pilates, les individus peuvent s'engager
sur la voie de la découverte de soi et du bien-être. À
mesure que les praticiens adoptent la connexion
corps-esprit, le Pilates devient non seulement une
routine d'exercices, mais aussi un art de pleine
conscience qui nourrit à la fois le corps et l'esprit.

# Chapitre huit

# Adapter le Pilates aux besoins individuels et relever les défis des seniors

Dans le domaine de la forme physique et du bien-être, un changement de paradigme crucial s'est produit, soulignant l'importance d'adapter les programmes d'exercices aux besoins individuels. Cela est particulièrement pertinent dans le contexte des personnes âgées, où une approche adaptée devient impérative pour relever les défis communs associés au vieillissement. Ce chapitre explore les principes d'adaptation du Pilates aux besoins individuels, mettant en lumière les stratégies nuancées pour relever les défis courants auxquels sont confrontées les personnes âgées.

## Adapter le Pilates aux besoins individuels

### Personnalisation au Pilates
Reconnaissance des conditions physiques et des capacités uniques de chaque individu.
La philosophie du Pilates en tant que modalité adaptable à un éventail de niveaux de forme physique et de considérations de santé.

**Personnalisation des exercices**

*** Variations pour la mobilité**

Modifier les mouvements pour tenir compte des limitations de la mobilité articulaire.

*** Ajustement de l'intensité**

Des exercices adaptés à différents niveaux de force et d'endurance.

*** Concentrez-vous sur le confort**

Mettre l'accent sur les exercices qui améliorent le confort tout en maintenant l'efficacité.

## Relever les défis courants des seniors

*** Équilibre et stabilité**

Reconnaître l'importance de l'équilibre et de la stabilité chez les personnes âgées.

Exercices Pilates conçus pour améliorer la proprioception et la force de base pour une meilleure stabilité.

*** Santé des articulations**

Prise en compte attentive de la santé des articulations chez la population âgée.

Routines Pilates à faible impact pour atténuer le stress sur les articulations tout en favorisant la flexibilité.

*** Engagement cognitif**

Reconnaître l'interaction entre la santé physique et cognitive.
Intégrer des exercices qui stimulent la fonction cognitive, favorisant une approche holistique du bien-être.

## Progressions et modifications sur mesure

*** Progression progressive**
Structuration des routines Pilates avec une progression progressive adaptée aux capacités individuelles.
Célébrer les petites victoires comme faisant partie intégrante du voyage global.

## Orientation professionnelle et collaboration

*** Consultation et évaluation**
L'importance d'une évaluation professionnelle avant de prescrire des programmes Pilates.
Efforts de collaboration entre les professionnels du fitness et les prestataires de soins de santé pour des résultats optimaux.

*** Communication et commentaires**
Établir des lignes de communication ouvertes pour comprendre les préoccupations individuelles.
Solliciter des commentaires réguliers pour ajuster et affiner les programmes Pilates selon les besoins.

Intégrer le Pilates adaptatif dans les programmes de bien-être pour seniors est un signe d'autonomisation. En reconnaissant et en répondant aux besoins individuels et en relevant les défis communs, le Pilates devient une forme qui non seulement favorise la santé physique, mais favorise également un sentiment d'épanouissement et de bien-être. Cette approche personnalisée du fitness met l'accent sur la conviction que chacun, quel que soit son âge, a le potentiel de se lancer dans un voyage gratifiant et enrichissant vers une santé optimale.

# Conseils de nutrition et d'hydratation pour les personnes âgées

Bienvenue, passionnés de bien-être ! Aujourd'hui, nous embarquons pour un voyage qui allie la grâce du Pilates à la vitalité d'un corps bien nourri et hydraté. Plongeons dans l'art d'équilibrer ces exercices sur tapis avec une pincée de conseils nutritionnels et une généreuse gorgée de savoir-faire en matière d'hydratation, car avouons-le, même nos abdos ont besoin d'une bonne collation de temps en temps !

## Conseils de nutrition et d'hydratation

### Alimentation équilibrée
* Le Pilates est une question d'équilibre, et cela s'étend aussi à nos assiettes !
* Assurez-vous d'avoir une palette colorée de fruits, de légumes, de protéines maigres et de grains entiers pour alimenter vos prouesses en Pilates.

### Des collations intelligentes
*Avez-vous déjà essayé un mouvement Pilates avec un ventre qui grogne ? Non recommandé.
* Prenez une collation judicieuse, pensez aux noix, au yaourt ou à un délicieux mélange de fruits. Votre corps est un temple et les temples ont besoin de collations.

**Carburant pré-Pilates**

*Considérez votre corps comme une voiture haute performance ; il a besoin du bon carburant pour emprunter l'autoroute Pilates.

*Optez pour un repas léger et équilibré environ une heure avant votre séance. Vous ne conduiriez pas avec un réservoir vide, n'est-ce pas ?

## Soutenir le Pilates avec une alimentation saine

**Pas de deux riche en protéines**

*Le Pilates demande force et endurance, tout comme préparer un repas gastronomique.

*Intégrez des protéines maigres comme le poulet, le poisson ou le tofu pour nourrir ces muscles et créer un ballet culinaire dans votre corps.

**Oméga-3 Élégance**

*Tout comme le Pilates encourage les mouvements fluides, introduisez des oméga-3 pour maintenir vos articulations en mouvement comme une machine bien huilée.

*Le saumon, les graines de chia et les noix sont vos partenaires de danse dans ce voyage nutritionnel.

**Tango Antioxydant**

*Chaque routine Pilates mérite une touche d'antioxydants pour repousser ces radicaux libres.

*Baies, épinards et thé vert : votre piste de danse
vient de faire peau neuve.

# Importance de l'hydratation pour les seniors

## Flexibilité des fluides
*Le Pilates est avant tout une question de fluidité, tout comme votre corps.
*L'hydratation maintient vos articulations souples, vos muscles chantants et votre corps prêt pour sa gracieuse performance Pilates.

## Eau L'Élixir de Jouvence
*Oubliez la fontaine de jouvence ; tout tourne autour de la fontaine à eau !
*L'hydratation aide à maintenir l'élasticité de la peau, vous assurant ainsi un éclat à l'intérieur comme à l'extérieur. Buvez pour cet éclat naturel induit par le Pilates.

## Sirotez intelligemment
*L'eau est votre partenaire de danse en matière d'hydratation, mais n'oubliez pas son acolyte : les électrolytes.
*L'eau de coco ou une boisson électrolytique maison ajoute une touche savoureuse à votre routine d'hydratation.

Combinons la précision du Pilates avec la vie d'un mode de vie sain, l'eau. Le Pilates n'est pas seulement du mouvement. C'est une chanson de l'esprit, du corps et de la nourriture jouant en harmonie. Alors grignotez bien, hydratez-vous et soyez heureux, et faites de votre Pilates un excellent entraînement ! Après tout, les abdominaux peuvent être construits dans la cuisine, mais cela se fait sur le tapis Pilates. Puissiez-vous être en bonne santé, heureux et amusant à chaque phase de votre vie !

# Conclusion et ressources

Dans votre quête d'une santé vibrante et d'une joie durable, ce livre est un guide qui met en lumière le potentiel transformateur de la pratique gracieuse du Wall Pilates. Alors que nous terminons ce voyage, il est clair que combiner le mouvement conscient, l'alimentation consciente et l'apprentissage tout au long de la vie fait partie intégrante d'une vie plus saine et plus heureuse pour notre bien-aimée communauté de personnes âgées.

Allant bien au-delà du simple exercice, la méthode Wall Pilates devient un héritage d'endurance et de force qui favorise une relation harmonieuse entre le corps et l'esprit. Grâce à une résistance douce et à des mouvements ciblés, en plus de la routine, les seniors trouvent un lien profond avec leur propre vitalité. La symphonie nutritionnelle explorée dans ces pages est la preuve du lien entre un corps qui fonctionne bien et une pratique vigoureuse du Pilates. Laissez les recettes et les stratégies d'hydratation devenir des incontournables de votre répertoire culinaire, apportant nourriture et vitalité à chaque séance de Pilates. L'apprentissage tout au long de la vie, pierre angulaire d'un vieillissement enrichi, est encouragé grâce aux ressources supplémentaires fournies. Des experts aux guides de dépannage, les seniors peuvent obtenir les informations nécessaires pour s'adapter et réussir leur parcours individuel. En conclusion, envisagez le bien-être personnel, un chemin marqué par la force, la flexibilité et la joie exaltante du mouvement conscient. Le journal sur la santé qui l'accompagne invite et met les seniors au défi de célébrer les étapes importantes, de réfléchir aux progrès et de définir de nouvelles aspirations pour que ce voyage reste unique.

**Consultez des professionnels** : demandez toujours conseil à des professionnels de la santé ou à des instructeurs certifiés Wall Pilates lorsque vous faites face à des problèmes de santé ou à des limitations spécifiques.

**Ressources en ligne** : De nombreuses plateformes en ligne proposent des vidéos et des tutoriels Wall Pilates. Les sites Web et les chaînes YouTube dédiés au Wall Pilates proposent une multitude de ressources gratuites pour vous aider à pratiquer en toute sécurité à la maison.

**Applications** : explorez les applications de fitness et de Wall Pilates adaptées au Wall Pilates et aux exercices adaptatifs. Ces applications peuvent vous guider dans les routines et proposer différents niveaux de difficulté.

**Livres et DVD** : Il existe de nombreux livres et DVD disponibles qui se concentrent sur le Wall Pilates. Ces ressources peuvent fournir des conseils complets sur les poses, l'alignement et les routines.

**Cours locaux** : renseignez-vous auprès de vos centres communautaires locaux, centres pour personnes âgées ou centres de remise en forme pour les cours de Pilates muraux. Les cours en personne dirigés par des instructeurs expérimentés peuvent offrir des conseils et un soutien personnalisés.

**Communautés de fitness et de bien-être** : engagez-vous dans des communautés de fitness et de bien-être en ligne ou dans des groupes de médias sociaux dédiés au Wall Pilates. Ces communautés peuvent fournir des encouragements, des conseils et un sentiment d'appartenance.

**Recommandations des prestataires de soins de santé** : Consultez votre prestataire de soins de santé pour obtenir des conseils personnalisés sur l'intégration du Wall Pilates à votre routine de santé et de bien-être. Ils peuvent proposer des recommandations basées sur vos besoins de santé spécifiques.

# Ressources supplémentaires et formation continue

Alors que vous adoptez la pratique revigorante du Wall Pilates à travers les pages de ce guide, l'engagement envers votre bien-être holistique s'étend à la fourniture d'un éventail de ressources supplémentaires et de pistes d'apprentissage continu. Ces matériaux soigneusement sélectionnés vous accompagnent dans votre voyage continu vers la vitalité, la force et une vie harmonieuse.

### Ateliers d'experts et webinaires

Plongez dans des ateliers en ligne exclusifs animés par des instructeurs Pilates chevronnés et des professionnels de la santé.

Approfondissez votre compréhension des techniques de Wall Pilates, obtenez des informations sur les pratiques avancées et participez à des séances de questions-réponses en direct pour des conseils personnalisés.

### Guides de biomécanique et d'anatomie

Plongez dans des guides complets sur la biomécanique et l'anatomie adaptés aux personnes âgées.

Comprenez le fonctionnement complexe du corps pendant les exercices Wall Pilates, vous permettant d'effectuer chaque mouvement avec précision et conscience.

### Séances de méditation de pleine conscience

Améliorez votre expérience Pilates en intégrant la méditation de pleine conscience à votre routine. Accédez à des séances de méditation guidées conçues pour améliorer la concentration, réduire le stress et approfondir davantage la connexion corps-esprit.

### Cahiers d'exercices sur la nutrition et collections de recettes

Développez votre répertoire culinaire avec des cahiers de nutrition détaillés offrant des informations approfondies sur les besoins alimentaires spécifiques des personnes âgées. Accédez à des collections de recettes organisées qui correspondent aux principes du Wall Pilates, garantissant un carburant optimal pour une vitalité soutenue.

### Forums et communautés sur le bien-être des seniors

Rejoignez des communautés et des forums en ligne dédiés au bien-être des seniors, au Pilates et à un mode de vie sain.
Participez à des discussions, partagez vos expériences et connectez-vous avec un réseau de

soutien de personnes se lançant dans des parcours
de bien-être similaires.

## Services de coaching personnalisés

Pensez à rechercher des services de coaching
personnalisés auprès d'instructeurs certifiés Pilates
ou de spécialistes en nutrition.
Adaptez votre routine et votre régime alimentaire
Wall Pilates à vos besoins uniques avec des conseils
et un soutien individuels.

## Recommandations de livres pour le vieillissement holistique

Explorez une liste organisée de livres sur le
vieillissement holistique, couvrant des sujets tels
que le bien-être émotionnel, les liens sociaux et la
santé cognitive.
Élargissez votre liste de lectures pour enrichir
davantage votre compréhension du vieillissement
gracieux.